AF240168

# DISSERTATION

## SUR LE MERCURE,

### SES PRÉPARATIONS, ET LEURS EFFETS

#### DANS LE CORPS DE L'HOMME ;

MÉTHODE NOUVELLE ET PLUS AVANTAGEUSE DE PRÉPARER CE MÉDICAMENT, RENDRE SES EFFETS PLUS CERTAINS ET PLUS DOUX ;

EXAMINÉE ET APPROUVÉE PAR LA COMMISSION DES REMÈDES SECRETS, NOMMÉE PAR LE GOUVERNEMENT.

## PAR J.-S. VAUME,

Docteur en médecine, ancien Médecin de l'hôpital du Roule, Médecin de l'Université de Louvain, Membre du Collége de médecine de Bruxelles, ancien Chirurgien en chef de l'hôpital militaire d'Ajaccio, ancien Chirurgien-major du régiment du prince de Ligne, au service de l'Empereur d'Allemagne, etc., etc.

*Omne tulit punctum, qui miscuit utile dulci.*
( HORACE. )

## PARIS,

CHEZ L'AUTEUR, RUE RICHER, N°. 5.

DE L'IMPRIMERIE ANTHELME BOUCHER, RUE DES BONS-ENFANTS, N°. 34.

1826.

# DISSERTATION

## SUR LE MERCURE,

### SES PRÉPARATIONS, ET LEURS EFFETS

#### DANS LE CORPS DE L'HOMME.

---

## CHAPITRE PREMIER.

### *Du Mercure.*

Lᴇ mercure est une substance métallique, d'un blanc brillant, fluide, qui peut cependant devenir dure et ductile comme l'étain, par un degré de froid excédant trente-un degrés. Après l'or et le platine, ce minéral est le plus pesant : on a calculé que sa pesanteur spécifique est à celle de l'or, comme 14019 est à 19636. On l'avait classé parmi les demi-métaux ; mais on sait aujourd'hui que chaque métal, parfait dans son genre, ne diffère des autres que par ses caractères particuliers ; celui-ci diffère essentiellement par le peu de calorique qui lui est nécessaire pour le tenir en fusion, et par sa manière d'opérer dans le corps de l'homme.

Ce minéral ne peut être décomposé par aucun moyen ; toutes les dissolutions qu'on en a faites ne sont que des divisions ; il tend toujours à se réunir en globules plus ou moins petits ; et lorsque par l'action du feu, des dissolvans, ou par une longue trituration, ces globules sont devenus invisibles, on peut encore les réunir, et finalement les rétablir en masse fluide, comme ils étaient auparavant.

Le mercure est un de ces remèdes précieux qui ne peuvent être remplacés par aucune autre substance ; c'est le fondant et le dépuratif par excellence, et cependant on en a toujours redouté les effets. D'où pouvait venir cette crainte ? c'est que ses préparations en médecine sont toutes vicieuses. Pour le prouver, il suffira de faire connaître l'opinion du célèbre Macquer ; voici comment il s'exprime dans son *Dictionnaire de Chimie*, ouvrage généralement estimé. Après avoir parlé des dangers et des inconvéniens attachés à toutes les préparations du mercure, il ajoute : « Si toutes ces choses sont vraies, cela doit engager à chercher quelque nouvelle combinaison du mercure, qui soit en même temps dissoluble et exempte de toute causticité ; un pareil remède serait certainement bien précieux...... Mais peut-on se flatter de trouver une préparation du mercure telle que celle dont on vient de parler? Si l'on considère que le mercure a été soumis à un nombre presque infini d'épreuves, que beaucoup de gens, même très habiles en chimie, l'ont travaillé de mille manières différentes, et que cependant nous n'avons pas encore de préparation du mercure exempte de tout reproche, on serait porté à désespérer de réussir dans une pareille recherche. Mais si l'on réfléchit que cette substance singulière est peut-être une de celles qui peuvent se prêter au plus grand nombre de combinaisons, on ne doit point perdre l'espérance de trouver une préparation mercurielle, non seulement de beaucoup supé-rieure à toutes celles que l'on connaît jusqu'à présent, mais peut-être même qui n'aura aucun inconvénient. »

C'est celle que je puis me flatter d'avoir trouvée après bien des recherches; la réputation que mes dragées ont acquises en Europe, dans les deux Indes, ainsi que dans plusieurs parties du monde; les effets salutaires que ce remède y produit constamment, me donne la conviction que j'ai atteint le but, objet des recherches des plus habiles chimistes.

Mais il convient d'examiner les préparations mercurielles usitées en médecine jusqu'à ce jour, pour en indiquer les inconvéniens; ils sont à la connaissance de tous les bons praticiens : ce qui le prouve sans réplique, c'est qu'on a eu alternativement recours à toutes ces méthodes sans pouvoir se fixer sur aucune ; s'il en existait une qui ne présentât aucun inconvénient, nous nous serions unanimement emparés de ce spécifique bienfaisant, et nous aurions abandonné les autres préparations de ce genre qui ont si souvent trompé nos espérances.

Tous ces motifs ont excité et soutenu mon zèle pendant un grand nombre d'années, et m'ont enfin conduit à un mode de préparation du mercure, qui conserve ses bonnes qualités sans lui en communiquer de nuisibles. Avant de parler de cette découverte, jetons un coup-d'œil rapide sur les préparations mercurielles usitées.

# CHAPITRE II.

## *Des différentes Préparations mercurielles les plus usitées.*

Quoiqu'un grand nombre de chimistes habiles se soient souvent occupés des préparations de mercure pour l'usage de la médecine, comme nous venons de le dire, ils ne sont pas encore parvenus à en découvrir une dont ils soient entièrement satisfaits. Si mes recherches n'avaient pas été plus heureuses, j'aurais gardé le silence sur cette matière; mais soit hasard ou calcul, je puis enfin proposer un mode de préparer ce spécifique, qui me paraît réunir les qualités que les chimistes ont en vain cherchées avec tant de constance. Je me suis empressé de faire connaître ma découverte au gouvernement, ensuite à la commission des remèdes secrets, dans deux Mémoires, dont je vais donner quelques extraits. Voici comment je me suis exprimé :

### *Premier Mémoire.*

« Messieurs et très honorés Confrères,

» Je crois avoir fait une découverte importante pour l'art de guérir; c'est à vous qu'il appartient de décider si j'ai atteint le but que je me suis proposé.

» Vous connaissez mieux que moi les inconvéniens attachés aux préparations mercurielles usitées ; cependant nous savons aujourd'hui que le mercure n'est par lui-même ni caustique ni violent, et qu'il n'acquiert ces qualités vicieuses que par les moyens employés pour le préparer : c'est ce qui m'a fait naître l'idée de chercher un dissolvant, ou plutôt un divisant benin, qui ne nuise pas aux vertus spécifiques de ce métal, afin que celui-ci puisse être digéré dans les premières voies sans y produire d'agacement, être absorbé ensuite par les veines lactées, passer dans la masse de nos humeurs sans occasionner de trouble ni de dérangement. C'est le point important qui a toujours été le but des recherches de tous les grands praticiens ; vous allez juger, Messieurs, si j'y suis parvenu.

» Je vous demande la permission, avant tout, de vous soumettre quelques réflexions sur les préparations mercurielles usitées, et sur leurs effets dans le corps de l'homme.

» Ce minéral ne s'introduit et n'agit sur nos humeurs que lorsqu'il est suffisamment divisé en globules. Si par l'addition des caustiques et par l'action d'un feu violent on parvient à le dissoudre, il ne forme plus qu'une chaux mercurielle inaccessible à nos humeurs ; alors les acides seuls agissent en produisant des agacemens et des éva-

globules de mercure ; dans le cinabre naturel ou artificiel, la portion du mercure qui s'unit au soufre perd sa qualité globuleuse ; alors il ne peut plus pénétrer dans les vaisseaux absorbans. Dans l'onguent mercuriel, la graisse ne peut servir qu'à la division du métal en petits globules très fins, afin de pouvoir pénétrer, par les pores de la peau, dans la masse des humeurs.

» Mais toutes ces préparations sont vicieuses ; le sublimé corrosif étant surchargé d'acide, est toujours un remède violent et dangereux ; il a de plus l'inconvénient de se décomposer et de se précipiter dans tous les liquides, de manière à rendre presque nulles les premières doses, et trop fortes les dernières. Le mercure doux a perdu, par les sublimations, les trois quarts de ses globules, et par conséquent de sa vertu. Les précipités rouges et blancs, le cinabre, sont exclus avec raison de l'usage interne de la médecine. On pourrait m'objecter que le mercure en friction, ne présentant aucun de ces inconvéniens, devrait être admis sans restriction lorsqu'on veut employer ce minéral ; mais cette composition a d'autres inconvéniens qui sont même généralement reconnus : il fatigue toute l'économie animale. Si vous en voulez une preuve, voyez le teint plombé et livide des malades frictionnés, leur amaigrissement ; au lieu que lorsque le mercure bien préparé a passé par les organes de la digestion, et qu'il a été mélangé avec les sucs gastriques et digestifs, le teint devient clair et animé, toute l'économie animale reprend de la vigueur à mesure qu'on se sert du mercure : c'est ce qu'on verra constamment quand on fera usage des dragées que j'ai l'honneur de soumettre à votre examen. Le mercure en friction est de plus incertain dans ses effets , pénible et dégoûtant dans son emploi.

» Je ne vois donc aucun motif de ne pas accorder une préférence décidée à ma préparation mercurielle , et de ne pas la considérer comme une découverte importante, qui doit faire bannir de la médecine l'usage interne de toutes les autres préparations de ce minéral.

» L'instruction ci-jointe (1) vous fera connaître, Messieurs, dans quels cas mes dragées sont indiquées, et la manière de s'en servir ; vous verrez que

(1) Tous les dépositaires ont des instructions imprimées pour la manière d'administrer mes dragées. L'exercice du corps est indispensable quand on en fait usage ; on peut conséquemment continuer à travailler et à vaquer à ses affaires, sans rien changer à son régime de vie, pourvu qu'il soit sain. On ne défend que les salaisons, les épiceries et les viandes de porc. On voit refleurir le teint et la santé , à mesure qu'on prend les dragées ; leur effet doit être absolument insensible ; quand elles purgeront ou constiperont, on diminuera les doses. On les prend seulement le matin à jeun, en commençant par deux dragées, et on augmente tous les jours de deux jusqu'à ce qu'on soit parvenu à la plus forte dose qu'on pourra suppor-

pour écarter toute idée de charlatanisme, je me suis tenu dans les bornes de la décence et de la vérité, en ne recommandant leur usage que dans les cas où le mercure est indiqué, et il n'y a que les personnes de l'art qui puissent prononcer sur cet objet.

---

ter. On sent bien que cela varie suivant l'âge, la maladie et la constitution du sujet. Un enfant peut ne prendre qu'une dragée, et l'homme fort, pour une maladie grave, peut porter la dose jusqu'à trente; mais les doses ordinaires sont de dix à vingt dragées. On boit par-dessus, ou dans la matinée, deux ou trois tasses d'une légère décoction d'orge perlé avec ou sans lait. Les estomacs froids doivent y ajouter un peu de bois de réglisse ou du sucre. Une infusion de fleurs de tilleul ou de guimauve remplacera convenablement la décoction d'orge, ou, quand on sera en voyage, il suffira de boire dans la matinée deux ou trois tasses, moitié eau et moitié lait, et prendre les dragées le matin avec un peu d'eau. On se purge avant de prendre les dragées, mais seulement dans le cas que la bouche soit pâteuse ou amère. Quand le malade aura la fièvre ou quelque accident inflammatoire, il faut suspendre les dragées et calmer ces accidens. Il convient que ces traitemens soient dirigés par les personnes de l'art.

Ces dragées, à la dose de dix à seize, sont fondantes et apéritives, font couler la bile, tiennent le corps libre, donnent de l'embonpoint en conservant la santé.

Les personnes âgées sont sujettes aux démangeaisons et aux âcretés dartreuses; ces dragées, à la dose de huit ou dix par jour, leur offrent un préservatif, ou un remède aussi sûr qu'agréable. Quand on aura suspendu l'usage des dragées, on les reprendra à la même dose à laquelle on était parvenu.

( 14 )

» Pour prouver leurs vertus anti-vénériennes,
je vous demande la permission, Messieurs, de
vous citer une seule observation : une personne
d'une forte constitution, âgée de vingt-sept á
vingt-huit ans, avait trois chancres considérables
au gland, des ragades et des condilômes doulou-
reux à l'anus; des pustules vénériennes recou-
vraient son front et toutes les parties du corps;
cette personne, très répandue dans la société, ne
se ménageait sur aucun aliment, prenait café,
punch, et quelquefois jusqu'à six verres de li-
queur; passait les nuits au bal et au jeu, prenait
ensuite mes dragées à toute heure de la journée;
malgré cette conduite, bien blâmable sans doute,
tous les sympôtmes ont disparu, et depuis plus de six
mois (1) cet individu jouit de la plus brillante santé.

» C'est par des exemples à-peu-près semblables
que vous pourrez, Messieurs, acquérir la conviction que le mercure, préparé à ma manière,
devient un remède aussi doux que bienfaisant;
ce qui le prouve incontestablement, c'est que
pendant qu'on en fait usage, loin de sentir aucun
dérangement comme dans les autres traitemens
mercuriels, l'appétit, les forces augmentent,
l'embonpoint augmente dans la même propor-
tion, le coloris de la peau et du visage ne laisse
aucun doute sur le rétablissement de la santé.

_______________

(1) Il y a quatre ans à présent.

présenté à la commission établie par le décret du gouvernement, fera voir comment je me suis exprimé.

« MESSIEURS ET TRÈS HONORÉS CONFRÈRES,

» J'ai eu l'honneur de vous adresser, par S. E. le Ministre de l'Intérieur, un premier Mémoire sur les préparations mercurielles en général, et particulièrement sur celle qui porte mon nom.

» J'ai fait mes efforts pour vous prouver les inconvéniens attachés à toutes les autres préparations de ce genre, et les avantages de celle que j'ai enfin découverte ; je me réfère au contenu de ce premier Mémoire : celui-ci a pour but de me conformer à l'instruction que vous avez publiée. J'ai vu que vous demandiez deux choses : *du nouveau et de l'utile*; ma composition vous présentera trois qualités de plus : elle est *commode*, *agréable* et *économique*. »

Après avoir donné ma composition, j'ajoute :

« Voyons à présent si elle remplit bien les deux conditions que vous avez imposées, et les trois que je me suis imposées à moi-même.

» *Elle est nouvelle.*

» Il est facile de vous convaincre, Messieurs, par l'examen que vous venez de faire de ma composition, qu'elle est vraiment nouvelle, qu'elle ne se trouve dans aucun codex, pharmacopée, ou dispensaire : elle remplit donc votre première condition. Remplit-elle également la seconde. ?

» *Elle est utile.*

» Je parle à des maîtres consommés dans l'art de guérir, qui connaissent mieux que moi les inconvéniens attachés à toutes les préparations mercurielles usitées ; en examinant celle que j'ai l'honneur de leur présenter , ils présumeront déjà qu'elle est plus parfaite, et que si l'effet répond aux apparences, ma découvetre devra obtenir une préférence non équivoque; par l'expérience, Messieurs, vous pourrez vous en convaincre.

» Que d'obligations l'humanité vous devra, si vous propagez un remède aussi doux qu'efficace, en le substituant à ce poison terrible, le sublimé corrosif, qui, même administré par des mains habiles, produit souvent des accidens funestes ! Quant au mercure en friction, nous avons vu qu'il était infidèle dans ses effets, troublant toute l'économie animale, parce qu'il était transporté dans la masse des humeurs sans avoir été élaboré par les forces et les sucs digestifs, aidés de l'action vitale.

» Mais comment vaincre d'anciennes habitudes? comment faire taire la cupidité, qui serait désespérée de voir simplifier le traitement de plusieurs maladies qui forment encore son principal

apanage ? C'est à vous, Messieurs, c'est à tous
les praticiens éclairés à donner un si bel exemple,
en approuvant et en adoptant un remède qui doit
faire époque dans les annales de la médecine. Exa-
minons à présent les trois conditions que je me
suis imposées.

» *Elle est commode.*

» Dans l'instruction que j'ai fait imprimer pour
l'emploi de mes dragées, vous aurez vu qu'elles
ne demandent aucun changement dans le régime, pourvu qu'il soit sain ; que l'exercice est
d'une nécessité absolue pendant tout le traitement.
Ceux qui ne pourraient pas en faire, devraient
prendre ce remède à moindre dose, sans quoi ils
sentiraient des inquiétudes, quelquefois de légers
maux de tête, qui annoncent que le mercure a
passé dans la circulation générale des humeurs,
où il a besoin de l'action musculaire pour être
élaboré, et des sucs digestifs pour produire son
effet d'une manière absolument insensible.

» Aucun remède ne peut donc être plus commode, puisqu'on peut, en le prenant, voyager,
vaquer à ses affaires, et vivre à sa manière ordi-
naire, pourvu que le régime soit sain ; voilà une
preuve convaincante que le mercure est un neu-
tralisant du virus vénérien et des acrimonies dartreuses, puisqu'il guérit sans occasionner ni crise
ni évacuation extraordinaire.

» *Elle est agréable*,

» Le seul aspect de mes dragées suffit pour prouver combien elles sont agréables; la difficulté de prendre journellement un remède, l'aversion qu'il oçasionne, influent sur toute l'économie animale. Il est donc vrai que cette enveloppe sucrée qui paraît n'être qu'un objet d'agrément, contribue cependant à l'efficacité.

» *Elle est économique*,

» Puisque l'usage de mes dragées exige l'exercice et les mouvemens musculaires; on pourrait traiter les ouvriers dans leurs domiciles, ou les engager à venir dans les comités de bienfaisance, en n'admettant dans les hôpitaux que ceux qui, par les symptômes de la maladie ne pourraient vaquer à leurs affaires. Les militaires pourraient jouir des mêmes avantages soit en garnison, soit en campagne. Ces avantages ne peuvent cependant pas égaler ceux que la population et l'état obtiendraient, si l'on se déterminait enfin à substituer un remède doux et salutaire à tant d'autres qui ont été reconnus incertains et dangereux. »

La commission, après avoir examiné avec la plus scrupuleuse attention la composition de mes dragées, a fait son rapport de la manière la plus flatteuse pour moi, comme on peut le voir par l'extrait suivant :

*Extrait du Rapport fait au Ministre de l'Intérieur, le 18 janvier 1811, par la Commission des remèdes secrets, composée de MM. Chaussier, président ; Desyeux, Portal, Duméril, professeurs aux écoles de médecine ; Menuret, docteur en médecine.*

« Le remède inscrit sous le N⁰. 164, a été
» envoyé par M. Vaume, docteur en médecine;
» il est accompagné d'un Mémoire dans lequel
» l'auteur cherche à établir que ce remède est
» nouveau, utile, commode, agréable, écono-
» mique, et très efficace dans le traitement des
» maladies vénériennes.

» Cette annonce, faite par un homme instruit,
» était bien propre à fixer l'attention de la com-
» mission ; aussi a-t-elle apporté beaucoup de
» soin dans l'examen qu'elle en a fait.

» La préparation proposée par M. Vaume,
» consiste à réduire le mercure en molécules
» d'une extrême ténuité..... Il est évident que
» la préparation indiquée par M. Vaume, n'est
» point âcre ou caustique, puisqu'elle ne con-
» tient aucun sel acide ou corrosif, aucun oxide
» métallique; ainsi elle ne peut être dangereuse...
» Il est évident qu'elle peut être utile pour le

» traitement des maladies vénériennes, puis-
» qu'elle contient du mercure, etc.

> » *Signé*, CHAUSSIER, *président;*
>> » HENRY, *secrétaire.*

» Pour copie conforme :

>> » Signé, *le Ministre de l'Intérieur;*
>>> » *Le Comte* MONTALIVET. »

Puisque la commission a approuvé ma préparation, et dit qu'elle peut être utile dans le traitement des maladies vénériennes, il me semble
qu'elle aurait pu ajouter : *et autres maladies où
le mercure est indiqué.*

Malgré cette omission, je dois des remercîmens
aux membres, aussi éclairés que respectables,
qui composaient cette commission, pour la peine
qu'ils ont bien voulu prendre d'examiner la
composition de mes dragées avec tant d'attention.
L'expérience leur prouvera, ainsi qu'à toutes les
personnes de l'art, la préférence non équivoque
qu'elles méritent sur toutes les préparations usitées jusqu'à ce jour.

On ne doute pas que je ne puisse citer un
grand nombre d'observations, et faire un gros
volume pour prouver l'efficacité de mes dragées ; mais cette tactique ne doit pas être celle
d'un médecin qui n'a voulu qu'améliorer la pré-

paration d'un remède dont les vertus sont connues depuis plusieurs siècles : je me bornerai donc à dire que par l'usage de mes dragées, sans fatiguer la constitution des malades, les symptômes vénériens les plus effrayans, les anciens écoulemens gonorrhoïques, les dartres les plus hideuses avec démangeaisons considérables, les acrimonies de la masse du sang, disparaissent peu à peu d'une manière surprenante; les fleurs blanches colorées disparaissent de même, ou sont réduites à peu de chose; les symptômes du virus scrofuleux sont considérablement adoucis ou même annulés; les anciennes gales répercutées sont radicalement guéries; les vers de toutes espèces sont détruits; l'épaississement de la masse des humeurs, et particulièrement de la partie lymphatique du sang, est corrigé, et les obstructions, qui en étaient la suite, sont détruites. Les praticiens reconnaîtront que tous ces bons effets doivent être attribués au mercure. Quoi qu'en disent ses détracteurs, ce minéral, vraiment ami de l'homme, sera toujours le vrai spécifique contre les maladies que je viens de citer; c'est aussi à celles-là qu'on doit, jusqu'à ce moment, en borner l'emploi; et, par les raisons que nous avons alléguées, mes dragées, dans ces circonstances, mériteront la préférence.

Le traitement de toutes ces maladies n'aura donc plus rien d'effrayant, puisqu'on peut les

guérir avec des dragées agréables au goût et à la
vue, sans changer de régime, sans interrompre
le cours de ses affaires, sans fatiguer ni altérer sa
santé, qui s'améliorera même pendant le traitement, de manière à prouver aux plus incrédules
que le mercure est par lui-même le vrai spécifique contre ces maladies, et que ses effets, lorsqu'il est bien préparé, sont toujours aussi doux
que salutaires.

# FIN.